AF299579

Le Diaphanoscope Gerrard

ÉLECTRIQUE DE POCHE

Modèle stérilisable perfectionné
Breveté S. G. D. G. en France et à l'Étranger
Marque déposée

Adopté par l'Assistance Publique, les Hôpitaux de Paris
et de Madrid, l'Institut Pasteur de Lisbonne, etc.

Présenté au Congrès de Laryngologie Paris 1914

—o—

GÉRARD LE PLADEC, Inventeur, Ingénieur-Opticien Constructeur

BREVETÉ

Raison Commerciale et Marque de Fabrique déposées : GERRARD
Médailles aux Expositions de Bordeaux 1907 et Londres 1908
Hors Concours, Membre du Jury, Exposition Universelle Internationale de Turin 1911

Fournisseur Breveté
...istance Publique et des Hôpitaux de Paris

...IERS ET MAGASINS DE VENTE :
...nbe (Avenue Edouard VII), BIARRITZ (B.-P.)

Son utilité en Médecine générale et en Chirurgie pour la Translumination et l'Éclairage de toutes les Cavités du Corps humain

Description et Mode d'Emploi

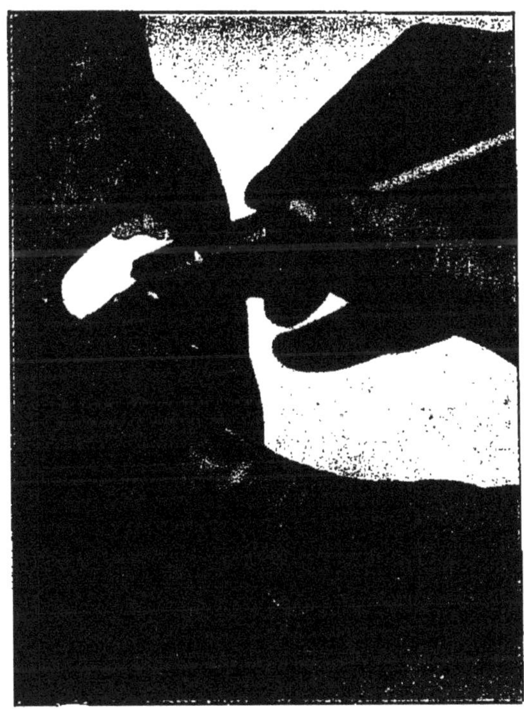

Eclairage d'une gorge au Diaphanoscope Gerrard

L'appareil fonctionne avec une petite pile sèche de lampe de poche comme on en trouve dans le commerce et dans tous les bazars au prix de 0 fr. 75, ou avec 2 ou 3 piles à sonnerie modèle Léclanché (vase poreux ordinaire).

On pourra utiliser les piles de toute sonnerie électrique, sans déplacer les piles ou la sonnerie et sans modifier ni altérer l'installation.

En créant mon Diaphanoscope Électrique de poche, j'ai pensé aider le médecin dans son diagnostic et ouvrir un champ nouveau à son activité en lui permettant d'aborder la spécialité, dans les limites toutefois où doit rester le praticien.

J'ai voulu remplacer, pour l'éclairage de la gorge, la bougie et la cuiller légendaires par un appareil lumineux, facilement aseptisable, permettant même d'explorer le larynx et toutes les autres cavités du corps humain.

Pouvant se fixer sur un même instrument, j'ai construit des accessoires mobiles, qui font de mon Diaphanoscope un appareil universel pour l'examen des yeux, du nez, des fosses nasales, de la gorge, de la bouche, des sinus, du pharynx, du larynx, des végétations adénoïdes chez les enfants et les adultes, des oreilles, du conduit auditif, du tympan, du vagin, du rectum, de l'intestin, etc., etc.

Les affections de ces divers organes bien connues aujourd'hui ont toujours un effet si désastreux sur l'état général, qu'il est indispensable au médecin d'en faire un examen minutieux.

En fabricant un appareil médical simplifié, pratique, pouvant servir partout, même où l'électricité n'existe pas, en évitant au médecin l'achat d'un outillage onéreux, je crois avoir atteint le but que je m'étais proposé.

GÉRARD LE PLADEC.

Marque de Fabrique et Raison Commerciale déposées : **GERRARD.**

Description de l'Appareil

LE DIAPHANOSCOPE GERRARD est un nouvel instrument électrique d'un très petit volume, qui permet d'éclairer dans toutes les positions, en vue d'en faciliter l'examen, toutes les cavités du corps humain, telles que la gorge, le larynx, le pharynx, la bouche, les fosses nasales, les yeux, le conduit auditif de l'oreille, le vagin, le rectum, etc., sans émettre de chaleur, et sans crainte de brûlures ou de chocs électriques.

Cet appareil, tout en métal nickelé, d'une fabrication très soignée, est de la grosseur d'un porte-plume à réservoir.

Cinq accessoires mobiles accompagnent mon Diaphanoscope et en font un appareil universel, permettant même de voir à travers certains muscles du corps humain, en les rendant transparents dans l'obscurité, pour y découvrir les corps étrangers qui s'y trouvent.

Le DIAPHANOSCOPE GERRARD peut, dans certains cas, remplacer les Rayons X.

L'appareil complet est renfermé dans une boîte de chirurgie en métal nickelé ; le tout tient facilement dans la poche, permettant ainsi au médecin d'avoir toujours sur lui un appareil indispensable pour ses consultations et ses visites à domicile.

Accessoires se fixant au Diaphanoscope Gerrard

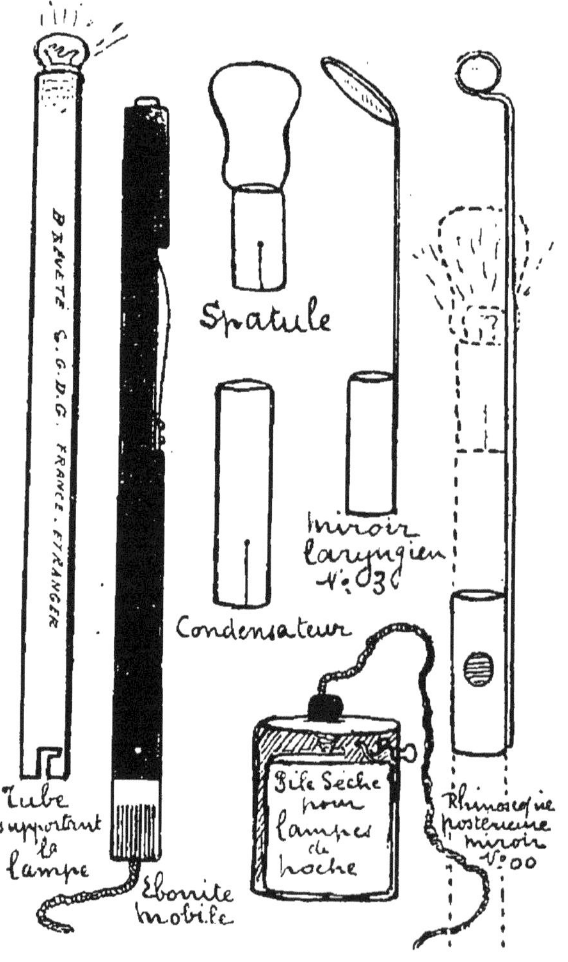

Schéma de l'appareil.

Les cinq accessoires mobiles livrés avec mon Diaphanoscope sont :

1° Une *spatule* en métal nickelé servant à abaisser la langue pour l'examen par éclairage direct de la gorge, du pharynx, des amygdales, de la bouche, etc.

2° Un *tube* en métal nickelé ouvert à ses deux extrémités et s'emmanchant sur le Diaphanoscope, servant de condensateur

pour la translumination des muscles et des corps dia-
phanes.

Ce tube sert également à concentrer les rayons lumi-

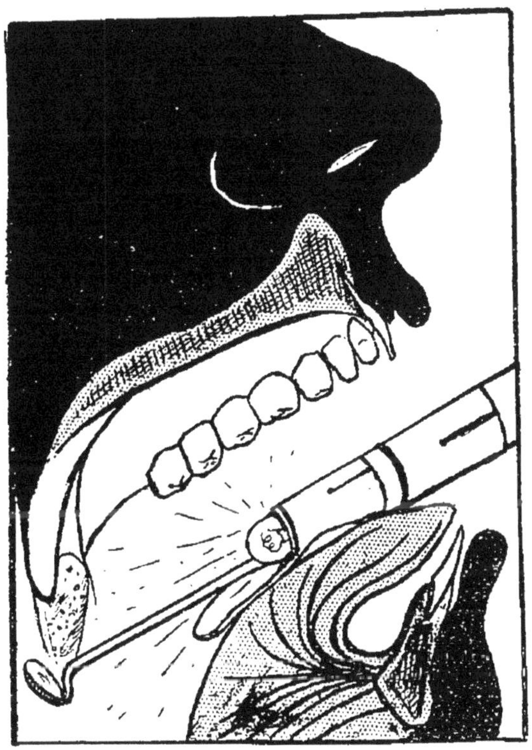

*Examen à l'aide du Diaphanoscope Gerrard
des végétations adénoïdes derrière la luette*

Un schéma d'installation sur sonnerie est fourni gratuitement
avec chaque appareil.

neux émis par la lampe du Diaphanoscope, pour en

augmenter la longueur et la puissance dans l'éclairage
des cavités, étroites, telles que les fosses nasales, le
conduit auditif de l'oreille, le rectum, l'intestin et même
l'éclairage des cavités faites par le bistouri du chirurgien pendant une opération.

3° D'un *miroir* dentaire de diamètre moyen servant
au dentiste pour opérer au domicile de son patient la
nuit ou chaque fois qu'il sera placé en mauvais éclairage.

Le même miroir, étant à coulisse pourra pénétrer
jusqu'au fond du pharynx permettant ainsi au médecin
de faire l'examen du larynx, bien mieux éclairé qu'avec
le miroir frontal, employé jusqu'à ce jour.

4° D'un *miroir* de petite dimension, fixé à une tige
assez longue pour atteindre derrière la luette. Ce miroir
se fixe au Diaphanoscope en même temps que la spatule.

A l'aide d'une seule main avec ces deux accessoires,
ainsi disposés, le médecin pourra éclairer la gorge,
abaisser la langue et voir derrière la luette les végétations adénoïdes, aussi bien chez les adultes que chez les
enfants, plus facilement qu'avec le miroir frontal d'un
emploi si difficile surtout lorsque les enfants font des
efforts pour se dérober à l'examen médical.

Ce miroir à cause de son petit diamètre peut être
introduit dans un spéculum pour l'examen des parois
vaginales ou rectales, et des cavités étroites.

5° Une *petite lampe* à alcool en métal, servant à

flamber l'appareil pour le stériliser après le lavage au formol ou à l'eau bouillie, et servant aussi à chauffer légèrement les miroirs avant de les introduire dans les cavités pour éviter qu'ils ne se couvrent de buée.

Éclairage

Le Diaphanoscope Gerrard utilise comme source d'électricité toutes les petites piles sèches que l'on trouve aujourd'hui dans le commerce, chez les électriciens et dans tous les bazars et qui servent à alimenter les lampes électriques de poche. Une seule pile suffit. Le prix de ces piles varie entre 0 fr. 75 et 0 fr. 95, leur durée d'éclairage est de 6 heures environ, et elles se conservent près d'une année sans s'altérer. L'appareil fonctionne également avec 3 piles à sonneries système Léclanché à vase poreux ordinaire, trois éléments donneront un éclairage intense d'une durée illimitée.

L'ampoule électrique livrée avec le Diaphanoscope est à filament métallique. Elle consomme très peu de courant.

Etant spécialement construite en verre très épais, elle ne peut, en aucun cas, se briser ni éclater, pendant un examen, une opération, ou pendant la stérilisation. Sa durée est illimitée.

Usage du " Diaphanoscope Gerrard "

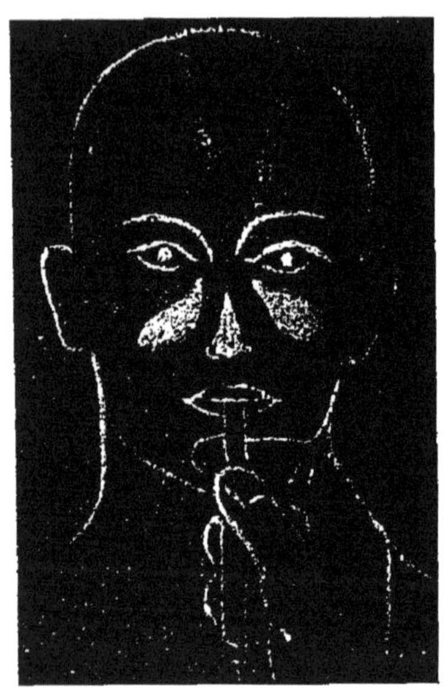

Translumination des Sinus maxillaires au Diaphanoscope Gerrard

C'est surtout lors des consultations chez les malades et les visites à domicile que mon appareil sera le plus employé.

Je n'insiste pas sur les services qu'il pourra rendre au médecin, appelé la nuit, par exemple, pour donner ses soins à un enfant dans un cas de croup, d'angine , d'abcès de la gorge, etc......, le malade étant presque toujours couché dans une chambre insuffisamment éclairée et se prêtant souvent mal à l'examen.

Une bougie ou une lampe ne pourront fournir un éclairage suffisant du fond de la gorge pour que le médecin se prononce facilement sur la maladie.

Le DIAPHANOSCOPE GERRARD seul, pourra éclairer suffisamment la gorge et la bouche dans leurs moindres détails pour permettre un examen sérieux.

Le médecin, la sage-femme, trouveront dans mon diaphanoscope un auxiliaire précieux lorsqu'il s'agira d'un curetage, d'un examen vaginal dans un cas de métrite, de fibrome, après un accouchement, chaque fois que le spéculum devra être employé.

Il deviendra indispensable pour le traitement des maladies vénériennes ou des voies urinaires. Il sera très utile au chirurgien pour l'examen du rectum dans un cas de fistule par exemple, ou pour l'exploration des parois externes du foie, des reins, de l'intestin, pendant une opération chirurgicale.

Le Laryngo-Rhinologiste verra avec le Diaphanoscope Gerrard, par translumination, les Sinus frontaux et maxillaires dans des cas de sinusite et cela au domicile du malade, ce qui est presque impossible sans mon diaphanoscope, les seuls appareils existants jusqu'à ce jour ne pouvant servir là où la lumière électrique n'existe pas et hors du cabinet du spécialiste.

Le Laryngo-Rhinologiste pourra facilement examiner une gorge, un larynx, voir derrière la luette, s'il y a lieu, des végétations adénoïdes, examiner des amygdales, rendre un nez transparent jusqu'au frontal, éclairer les fosses nasales et le conduit auditif de l'oreille pour voir la couleur et l'état du tympan.

L'oculiste pourra à l'aide du Diaphanoscope Gerrard rendre l'œil transparent pour y découvrir, en l'exami-

nant dans l'obscurité et en regardant par l'ouverture
de la pupille, tous les troubles de l'œil, tels que glau-
comes, taies, cataractes, tumeurs, iritis, etc. Le DIAPHA-
NOSCOPE GERRARD est indispensable pour faire le diagnostic différentiel du décollement simple de la rétine et
des soulèvements rétiniens, dus aux tumeurs intra-
oculaires.

Avec le DIAPHANOSCOPE GERRARD le dentiste pourra
opérer, même la nuit, au domicile de son client.

Le vétérinaire se servira aussi avec succès du DIA-
PHANOSCOPE GERRARD dans l'exercice de sa profession.

Aux colonies, en manœuvre, il sera dans la trousse
du médecin major.

Il fera désormais partie de la pharmacie de famille,
pour s'examiner soi-même en se plaçant devant un
miroir et pour regarder la gorge ou la dentition des
enfants avant d'appeler le docteur.

Stérilisation et Montage du Diaphanoscope

Après avoir retiré de la boîte de chirurgie en métal
nickelé le Diaphanoscope et ses accessoires, dévisser
légèrement la lampe (un demi-tour suffit). Introduire
dans le tube le corps d'ébonite, en rentrant son goujon
dans l'ouverture à baïonnette. Revisser légèrement la
lampe pour qu'elle porte à fond sur le contact supérieur
de l'ébonite.

Visser au couvercle de la boîte de la pile, le bouchon terminant le fil souple. Presser sur le contact de la boîte de la pile et la lampe éclairera.

Pour stériliser ou désinfecter l'appareil, sortir de même façon le corps d'ébonite et tremper les parties métalliques et la lampe dans une solution de formol ou les flamber légèrement sur la lampe à alcool qui accompagne le Diaphanoscope.

Secouer et essuyer l'appareil et remettre le corps d'ébonite en place comme il est dit plus haut.

Afin de faciliter l'introduction de la pile dans sa boîte de nickel, cette dernière possède deux couvercles mobiles, celui du fond est à glissière, celui du haut s'enlève en pressant la boîte dans le sens de l'épaisseur entre le pouce et l'index. La boîte à pile de mon diaphanoscope possède une barrette intérieure, maintenant la pile en place, pour éviter que les contacts de la pile ne touchent le couvercle métallique, ce qui produirait des courts-circuits et déchargerait la pile.

Il faudra régler avec le doigt les contacts de la pile quand on la changera pour que le bouton contact de la boîte ne touche celui de la pile que quand on appuiera dessus.

La barrette sert à empêcher la pile de remonter afin que les deux contacts de la pile ne touchent pas le boîtier métallique.

J'ai préféré pour faciliter la stérilisation de l'appareil
fixer le fil souple à un corps d'ébonite mobile qui établit

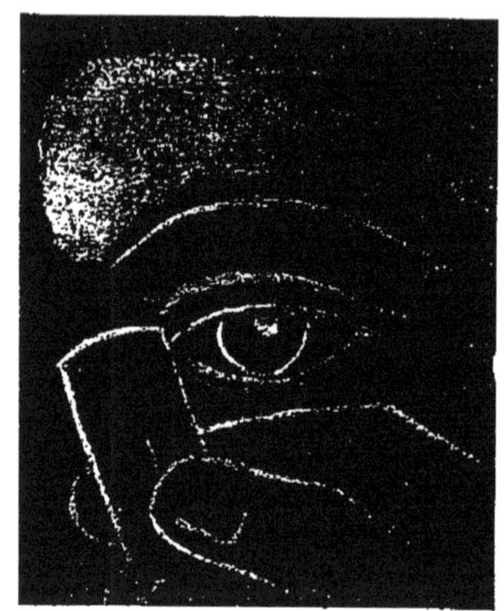
*Transillumination du Sinus frontal
au Diaphanoscope Gerrard*

mieux les contacts que
tout autre système, et
sert de bobine pour en-
rouler le fil souple quand
on doit le replacer dans
la boîte.

Le tube supportant
la lampe et pénétrant
dans les cavités, peut se
faire bouillir sans s'al-
térer, se prêtant ainsi à
une désinfection com-
plète.

Instruction et Disposition des Accessoires pour l'emploi du " Diaphanoscope Gerrard "

L'observateur devra placer la pile dans une de ses poches après avoir pressé sur le contact. Il prendra le Diaphanoscope d'une main, l'autre devant rester libre en cas d'opération chirurgicale.

Voici, à titre de renseignement, la façon de disposer les accessoires sur le Diaphanoscope dans les quelques cas suivants, qui pourront varier à l'infini selon l'initiative et les besoins de l'observateur.

On pourra s'examiner soi-même et pratiquer sur soi les diverses expériences suivantes en se plaçant devant un miroir, à la lumière ou dans l'obscurité.

Examen de la Gorge, Amygdales, Bouche, Pharynx

Placer la spatule mobile à coulisse sur le Diaphanoscope, abaisser la langue avec cette spatule pour faciliter l'examen.

Examen du Larynx

Placer sur le Diaphanoscope le miroir dentaire, l'introduire dans le pharynx, le miroir dirigé vers le bas.

L'image des parois du larynx éclairées viendra se reflé-
ter sur le miroir. Pour empêcher le miroir de se couvrir
de buée pendant l'examen, il faudra le chauffer légèrement sur la flamme de la lampe à alcool avant de
l'introduire dans la gorge.

Examen des Végétations Adénoïdes

Rhinoscopie postérieure

Placer le petit miroir sur le diaphanoscope, ensuite
la spatule. Ces deux accessoires devront être ensemble
sur l'appareil pour l'expé-
rience, voir pages 5 et 4.
Ce miroir possédant une
tige à coulisse sera rap-
proché ou éloigné de la
lampe à l'aide de l'index,
selon le besoin de l'observateur et la taille du patient.

On abaissera la lan-
gue avec la spatule per-
mettant ainsi au petit
miroir commandé par

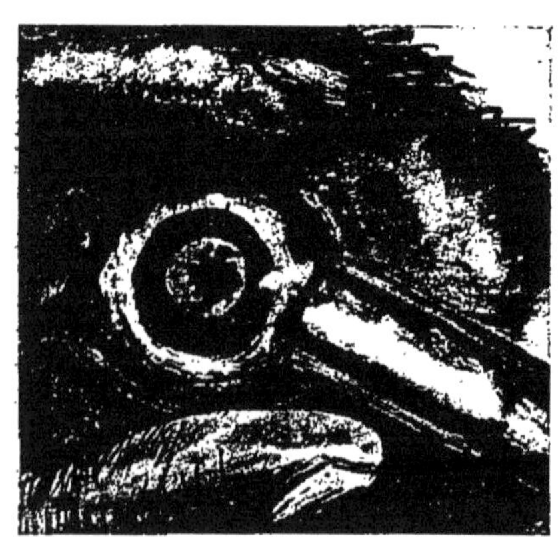

*Cataracte vue dans l'obscurité par
translumination de la Cornée
au Diaphanoscope Gerrard*

l'index, de passer derrière la luette pour examiner les
végétations à l'aide d'une seule main. Chauffer légère-

ment le miroir sur la lampe à alcool pour éviter qu'il ne se couvre de buée.

Examen des Dents. = De la Bouche

Placer sur le diaphanoscope le miroir dentaire. Le diaphanoscope donnera une lumière très intense, éclairant les dents dans leurs moindres détails et leur image se reproduira sur le miroir. Le dentiste pourra ainsi se livrer le soir ou la nuit à toutes ses opérations de chirurgie dentaire ou aux autres travaux de prothèse, au domicile de son client.

Il verra en même temps avec le DIAPHANOSCOPE GERRARD en les rendant transparentes, les dents vivantes ou dévitalisées. Chauffer légèrement le miroir, comme il est dit plus haut, en le passant sur la lampe à alcool.

Translumination des Sinus maxillaires

Introduire dans la bouche du patient le diaphanoscope sans accessoires. Si l'observateur et la patient se placent dans l'obscurité complète, lorsque le malade fermera la bouche, la lumière rendra transparente les sinus maxillaires.

Translumination des Sinus frontaux

Toujours placé dans l'obscurité, mettre sur le Diaphanoscope le tube condensateur, le haut du tube au niveau du sommet de la lampe.

Appuyer alors le Diaphanoscope contre l'arcade sourcilière et en dessous (voir page 12), en ne laissant pas passer de lumière entre l'appareil et le visage du patient, toute

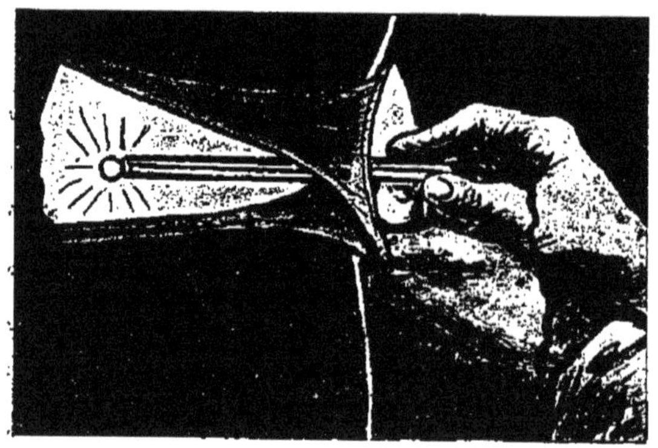

Éclairage d'une cavité ouverte au spéculum à l'aide du Diaphanoscope Gerrard

la lumière devant traverser le Sinus frontal pour le rendre transparent.

Translumination du Nez, examen des Fosses Nasales

Le tube condensateur placé sur l'appareil, le patient et l'observateur restant dans l'obscurité, introduire le Diaphanoscope dans une des narines. Le nez deviendra transparent jusqu'à l'os frontal.

Pour l'examen des fosses nasales, il faudra les ouvrir au spéculum et les éclairer avec le Diaphanoscope muni de son condensateur.

Examen de l'Oreille, Conduit auditif, Tympan

Redresser le conduit auditif à l'aide d'un spéculum.
Placer le tube condensateur sur le Diaphanoscope, pour
diriger la lumière au fond du conduit auditif, qui sera
suffisamment éclairé pour voir l'état et la couleur du
tympan.

Se placer pour l'expérience de préférence dans un
endroit obscur, pour ne pas être gêné par la lumière
ambiante.

Examen et translumination de l'Œil (dans l'obscurité)

Placer le tube condensateur sur le Diaphanoscope, le
haut du tube dépassant de quelques millimètres seule-
ment le sommet de la lampe. Appuyer l'appareil ainsi
disposé sur la paupière inférieure ou supérieure. On
verra, s'il y a lieu, décollement de rétine, tumeurs, can-
cers, taies, cataractes, glaucome, opacités, etc.

Translumination de la Main

Comme preuve du pouvoir de translumination du
DIAPHANOSCOPE GERRARD, même pour les muscles d'une
certaine épaisseur, il suffira de se placer dans l'obscurité
et de poser la main sur la lampe du Diaphanoscope.

La translumination obtenue sera telle, qu'on aperce-
vra les nerfs, les os, les veines de la main et des doigts.

Le Diaphanoscope Gerrard, rendant transparents
des muscles aussi épais, on devine avec quelle facilité
on obtiendra la translumination d'organes de moindre
épaisseur tels que la langue, les lèvres, le nez les oreilles, etc.

Examen Vaginal et Rectal

Se servir du Diaphanoscope sans accessoire, voir
page 16.

Introduire le Diaphanoscope dans le spéculum, une
fois la cavité ouverte.

L'éclairage obtenu sera suffisant pour permettre un
examen très complet des parois vaginales, et du col de
de l'utérus.

Le Diaphanoscope Gerrard permettra ainsi au
médecin, même dans une chambre mal éclairée, l'examen complet de la malade.

Dans un cas de fistule ou de toute autre maladie du
rectum, le Diaphanoscope Gerrard s'emploiera également avec succès pour l'éclairage des parois rectales.

Pour ces deux observations, on pourra également
placer sur le Diaphanoscope le petit miroir à longue tige
et le condensateur.

Le miroir glissant à l'aide de l'index facilitera
l'examen.

PRIX :

L'appareil et tous ses accessoires, renfermés dans une boîte de chirurgie en cuivre nickelé (pile comprise).. 25^{fr} »

Franco de poste ou contre remboursement..... 26^{fr} 50

Le même appareil renfermé dans une boîte en maillechort nickelé inoxydable, avec étui gainerie pour la pile (modèle de luxe recommandé)........ .... 30^{fr} »

Franco de poste ou contre remboursement..... 31^{fr} 50

Ces prix sont nets et sans escompte, étant spécialement établis pour MM. les Médecins, les Chirurgiens, les Cliniques et les Hôpitaux.

Le DIAPHANOSCOPE GERRARD *est d'une fabrication très soignée, malgré cela tout appareil qui ne donnerait pas entière satisfaction serait échangé.*

Je ferai sur demande tous genres d'accessoires pouvant s'adapter sur mon Diaphanoscope et dont MM. les Médecins spécialistes pourraient avoir l'emploi. Il suffira de me dire l'usage auquel on les destine en m'en fournissant ou la description ou le dessin. J'enverrai le devis sur demande.

Je me charge également de transformer pour qu'ils fonctionnent sur pile de poche ou de sonnerie, les miroirs frontaux et autres appareils médicaux fonctionnant sur le courant ordinaire les rendant ainsi plus portatifs, et d'un emploi plus facile et moins onéreux.

Pour les colories, je fabrique une petite magnéto de poche se tournant à la main et produisant le courant nécessaire à l'éclairage du Diaphanoscope ou de tout autre appareil lumineux utilisant les ampoules de 3 à 4 volts. Le prix de cette magnéto est de 20 francs ; son poids est de 600 grammes.

Cette magnéto peut également servir pour massages électriques et pour divers usages médicaux, tels que massages faradiques pour dilatation d'estomac, rhumatismes, névralgies, etc., etc.

Imprimerie
E. SOULÉ
– Biarritz –

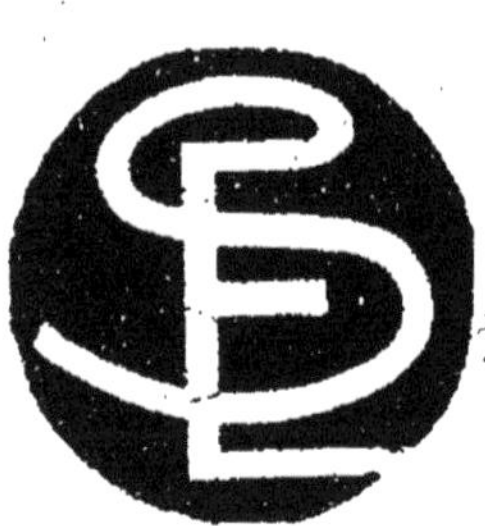